Den Kopf frei
mit Do-In und Akupressur

von Sakina K. Sievers und Nirgun W. Loh

Illustrationen von Aruna Palitzsch-Schulz

ShenDo Verlag

Wichtiger Hinweis

Dieses Buch enthält Anleitungen zur Vorbeugung und Befreiung von Verspannungen. Die Übungen sollten nicht angewendet werden bei allen akuten, ungeklärten Beschwerden. Bei schwerwiegenden Erkrankungen, Bandscheibenvorfällen und ungeklärten Schmerzzuständen sollte auf jeden Fall ein Arzt oder Heilpraktiker zu Rate gezogen werden.

6. Auflage 2025

Wolfgang Loh
Dorfstraße 24 A
D-23948 Stellshagen

Kontakt:
ShenDo Verlag
D-23948 Stellshagen
Dorfstraße 24 A
info@shendo-verlag.de

Internet: www.shendo-verlag-institut.de
Illustrationen und Layout: Aruna Palitzsch-Schulz
Abbildung Umschlaginnenseite: Nirgun W. Loh
Lektorat: Michael Thomae
Printed in Germany
ISBN 978-3-943986-09-9

Wenn wir jeden Tag am Schreibtisch sitzen, sind oft Nacken und Schultern verspannt, die Augenbrauen zusammengezogen und die Augen überlastet. Folgen sind Spannungskopfschmerzen und Unwohlsein. Wir brauchen mehr und mehr zusätzliche Kraft, um aufmerksam und konzentriert zu bleiben. Unsere Anspannung beginnt im Kopf, wenn etwa Gedanken kreisen und Sorgen uns quälen. Von hier kommen die Impulse, die im Körper Stress- und Angsthormone ausschütten.

Mit den folgenden einfachen Übungen kannst du deinem Kopf eine kleine Ruhezeit gönnen, den Geist erfrischen, Energie aufbauen und ihr erlauben, wieder frei und natürlich zu fließen.

Aus dem vorgestellten Programm können auch einzelne Teile ausgewählt werden, die für sich alleine schon entlastend und angenehm wirken und das innere Gleichgewicht wiederherzustellen vermögen.

Für die meisten Übungen sitze aufrecht auf einem Stuhl und achte darauf, dass deine Kleidung den Atemfluss in Brust und Bauch nicht behindert. Schließe immer wieder die Augen und spüre, wie es ist, mehr und mehr loszulassen und zu entspannen.

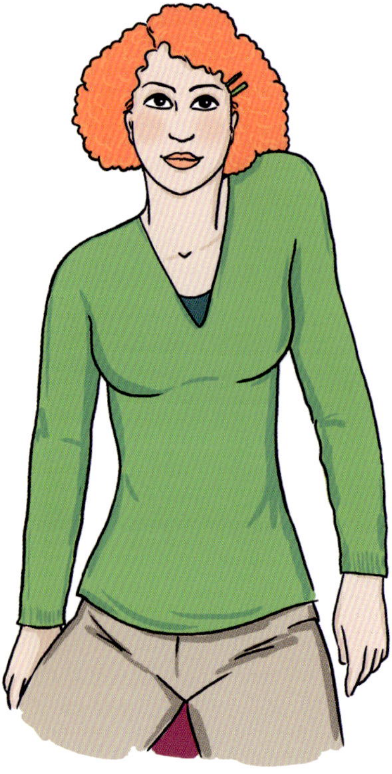

Die Schultern - Kreisen und Lockern

Sitze aufrecht auf einem Stuhl. Kreise die Schultern zuerst nach vorne, dann nach hinten, zunächst einzeln und anschließend zusammen. Die Arme hängen dabei locker nach unten.

Das Schulterkreisen ist auch in stehender Position möglich.

- **Wirkung**

In Schultern und Nacken spüren wir häufig als erstes unsere körperliche oder – noch häufiger – gefühlsmäßige Überlastung.

Die Übung fördert den Energiefluss von den Schultern in die Arme und nimmt die Last von den Schultern, die oft durch zuviel Verantwortung entsteht.

Chronisch verspannte Schultern führen zu einer Enge in der Brust. Das Kreisen der Schultern weitet den Brustkorb, vertieft die Atmung und vergrößert den Atemraum.

Hilfreich bei geistiger Erschöpfung, Lustlosigkeit, Frustration, nervöser Anspannung und Ungeduld.

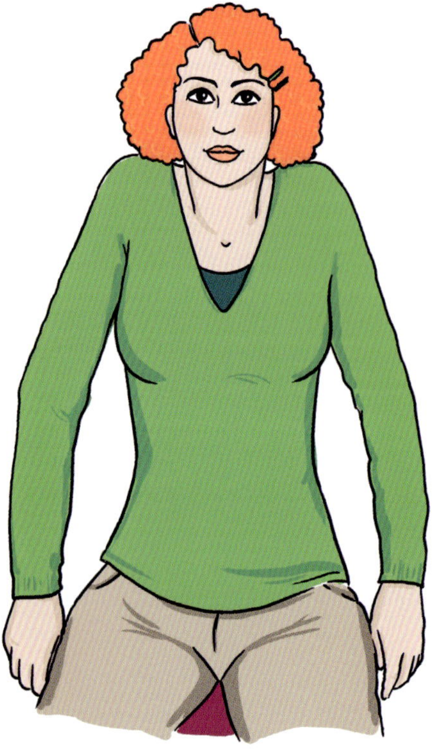

Die Schultern - Anspannen und Loslassen

Ziehe mit dem Einatmen die Schultern so weit du kannst nach oben. Halte einen Moment inne. Mit dem Ausatmen lass die Schultern nach unten fallen.

Wenn du das einige Atemzüge lang gemacht hast, werde allmählich schneller, die Bewegung der Schultern ist weiterhin synchron mit deinem Atem. Dann halte den Atem mit angezogenen Schultern für etwa zehn Sekunden an und lasse die Schultern anschließend mit einem kräftigen Ausatmen fallen. Entspanne für eine Weile. Wenn ein Kribbeln im Körper auftritt, ist das ein Zeichen, dass sich Spannungen gelöst haben.

• **Wirkung**

Es nützt nichts, die Schultern mit reiner Willenskraft loszulassen. Sobald unsere Aufmerksamkeit nachlässt, werden sie automatisch wieder nach oben gehoben und von neuem blockiert sein. Bei Verspannungen ist es daher besser, in dieselbe Richtung zu wirken und die Anspannung noch zu erhöhen, statt gegen sie zu kämpfen. Die Entspannung kommt dann von alleine.

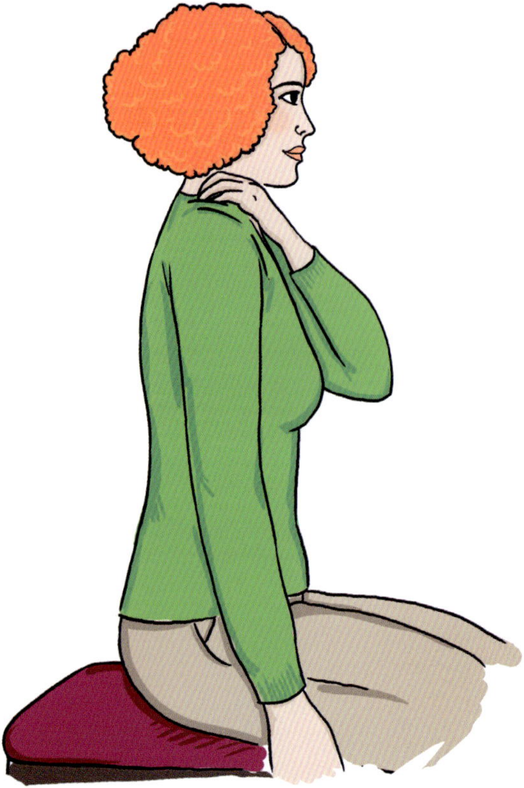

Die Schultern - »Brunnen der Schulter«

Massiere mit einer Hand die gegenüberliegende Schulter und den Halsansatz, drücke oder knete die verspannten Bereiche. Greife mit den Fingern in den Schulterkamm und hake dich dort ein. Hier an der höchsten Stelle des Schultermuskels, zwei Fingerbreit neben dem Nackenansatz, liegt der Akupressurpunkt Gallenblase 21, der »Brunnen der Schulter«.

Wiederhole die Massage auf der anderen Seite.

• **Wirkung**

Gallenblase 21 lockert die Schultermuskulatur, lindert Nackenverspannungen, befreit von Belastendem, leitet die Energie vom Kopf und den Schultern nach unten ab, klärt die Gedanken, ist allgemein entspannend, befreit von festgehaltenen Emotionen.

Hilfreich bei Kopfschmerzen, Überspanntheit, Stress, Frustration, Reizbarkeit, Ärger und einem Gefühl der Überforderung.

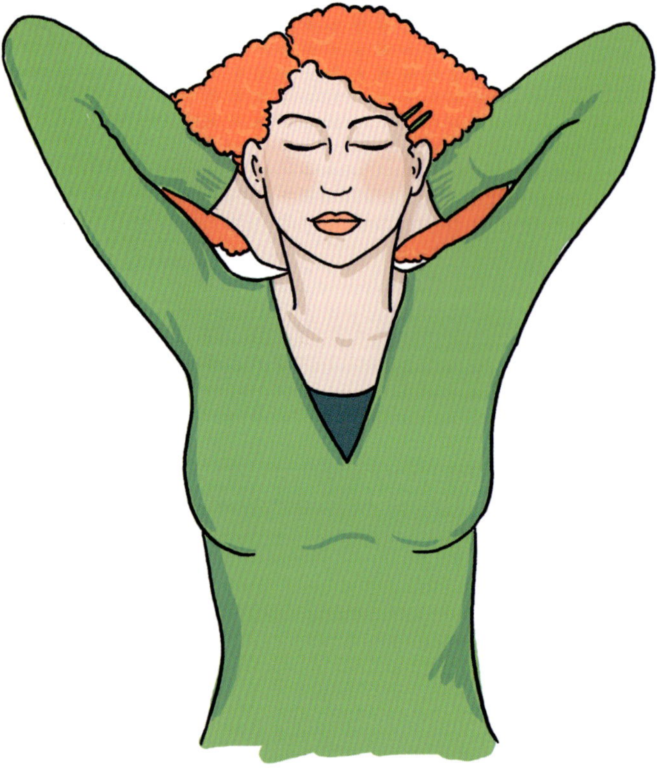

Der Nacken - Die Durchblutung fördern

Lege die Hände übereinander um die obere Nackenpartie, die Handflächen liegen auf den seitlichen Halsmuskeln. Bringe mit dem Ausatmen die Ellbogen näher zusammen und knete dabei die Halsmuskulatur mit den Handballen. Mit dem Einatmen verringere den Druck, indem du die Ellbogen wieder auseinander bringst. Wiederhole einige Male.

Variante: Falte die Hände und lege sie in den Nacken. Atme tief ein und öffne die Ellbogen weit. Mit dem Ausatmen lasse Kopf und Oberkörper nach vorne sinken, so dass die Ellbogen sich aufeinander zu bewegen. Mit dem Einatmen richte dich wieder auf und öffne die Ellbogen. Wiederhole dies mehrmals.

- **Wirkung**

Fördert die Durchblutung des Nackens und des Kopfes und ist daher gut vor den Dehnungen (siehe nächste Seite) anzuwenden. Die Variante vertieft die Atmung und öffnet die Brust.

Hilfreich bei Nackenverspannungen, Kopfschmerzen, emotionaler Anspannung und Nervosität.

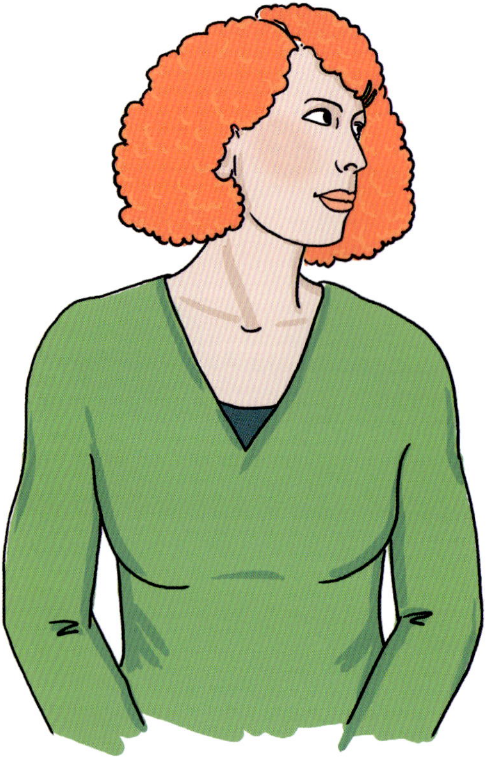

Der Nacken - Dehnen und Öffnen

Mit dem Einatmen lasse dein Kinn zum Brustbein sinken, so dass du die Dehnung im Nacken spürst. Mit dem Ausatmen bringe den Kopf zurück nach oben. Mit dem nächsten Atemzug lasse den Kopf sanft nach hinten sinken, als wolltest du an die Decke schauen, und komme mit dem Ausatmen in die Ausgangsposition zurück. Mit dem Einatmen drehe den Kopf zur Seite, als wolltest du über die Schulter schauen, mit dem Ausatmen komme zurück zur Mitte. Wiederhole diese Bewegung zur anderen Seite. Dann neige den Kopf mit dem Ohr in Richtung Schulter, erst zu einer Seite, dann zur anderen.

Wiederhole alle Bewegungen mindestens zweimal, die Schultern bleiben dabei entspannt. Lass dir Zeit dafür und spüre in die Dehnungen hinein. Am Schluss bringe den Kopf zurück in die Ausgangsposition und schließe für einen Moment die Augen.

• **Wirkung**

Entspannt Nacken und Schultern, fördert die Beweglichkeit. Ist hilfreich bei Nackensteife und gibt geistige Frische.

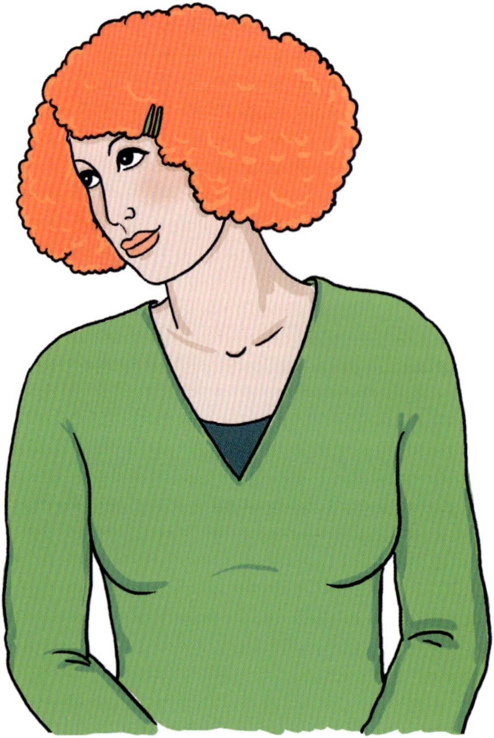

Der Nacken - Mit den Ohren »paddeln«

Stelle dir vor, du hättest Paddel in den Ohren und würdest – während du mit deinem Kopf eine liegende Acht beschreibst – über einen ruhigen See paddeln. Nach einer Weile wechsle die Richtung und paddele rückwärts. Dann male mit deiner Nase eine Blume in die Luft.

Anschließend lasse mit entspannten Schultern den Kopf sanft kreisen, zuerst in eine Richtung, dann in die andere.

- **Wirkung**

Oft entsteht durch die Bewegung ein knirschendes Geräusch im Nacken, so als wäre dort Sand abgelagert. Wenn du diese Nackendehnungen regelmäßig praktizierst, wird das Knirschen mit der Zeit weniger werden.

Fördert die Durchblutung im Kopf und das freie Spiel der Halswirbel. Wirkt vorbeugend gegen Schwindelgefühl, das manchmal mit kleinen Verschiebungen der Halswirbel zusammenhängt. Hilfreich bei Anspannung, Nervosität und einer Neigung zu Spannungskopfschmerzen.

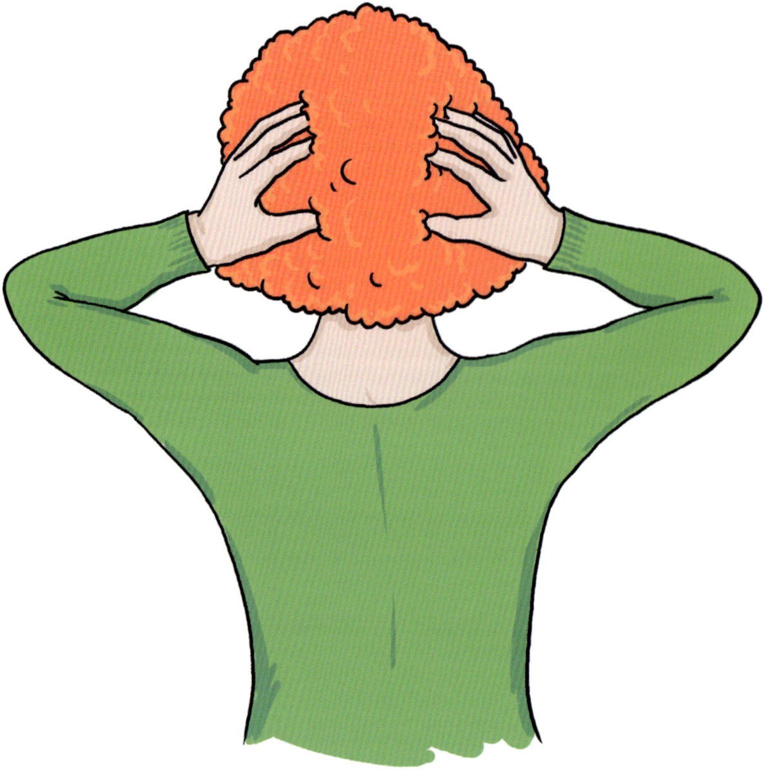

»Teich des Windes« und Minzöl

Halte im Nacken den Akupressurpunkt Gallenblase 20 »Teich des Windes«. Gallenblase 20 liegt rechts und links unter dem Schädelrand in einer Vertiefung zwischen den Ansätzen der beiden Nackenmuskeln. Du kannst die Punkte auch halten, während du flach auf dem Rücken liegst.

Zusätzlich kannst du ein bis zwei Tropfen Minzöl unverdünnt auf deinen Fingerspitzen verteilen und in die verspannten Muskelpartien im Nacken massieren. Achte darauf, dass das ätherische Öl nicht in deine Augen gelangt!

- **Wirkung**

Gallenblase 20 klärt den Geist, befreit von belastenden Gedanken, fördert den Energiefluss und die Durchblutung des Gehirns, lässt tief entspannen, befreit den Nacken, harmonisiert die Emotionen, wirkt stimmungsaufhellend.

Hilfreich bei einer Neigung zu Spannungskopfschmerzen. Das reine ätherische Öl der Minze hat eine erfrischende, belebende Wirkung und fördert die Konzentration.

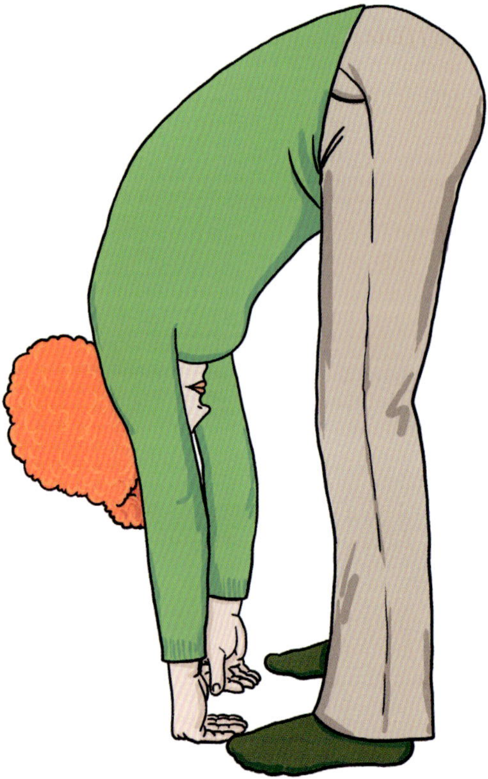

Die Stoffpuppe - Einfach loslassen

Stehe aufrecht und halte die Knie locker. Mit dem Ausatmen lasse den Kopf langsam nach vorne sinken. Führe die Bewegung weiter, so dass der Oberkörper folgt. Kopf und Arme hängen dabei wie bei einer Stoffpuppe entspannt nach unten. Wenn du dich ganz nach unten gebeugt hast, verweile einige tiefe Atemzüge in dieser Position mit der Vorstellung, alle Anspannung loszulassen. Richte dich dann langsam Wirbel für Wirbel wieder auf. Hebe den Kopf erst ganz zum Schluss. Bleibe noch eine Weile mit geschlossenen Augen stehen und spüre die Losgelöstheit.

Für eine weitere Übung zum Loslassen lege dich in Rückenlage auf eine bequeme Unterlage. Hebe mit dem Einatmen einen Arm senkrecht nach oben und lasse ihn mit dem Ausatmen nach unten fallen.

Wiederhole mehrmals auf beiden Seiten.

- **Wirkung**

Schultern kennen häufig nur Anspannung. Hier können sie Loslassen lernen.

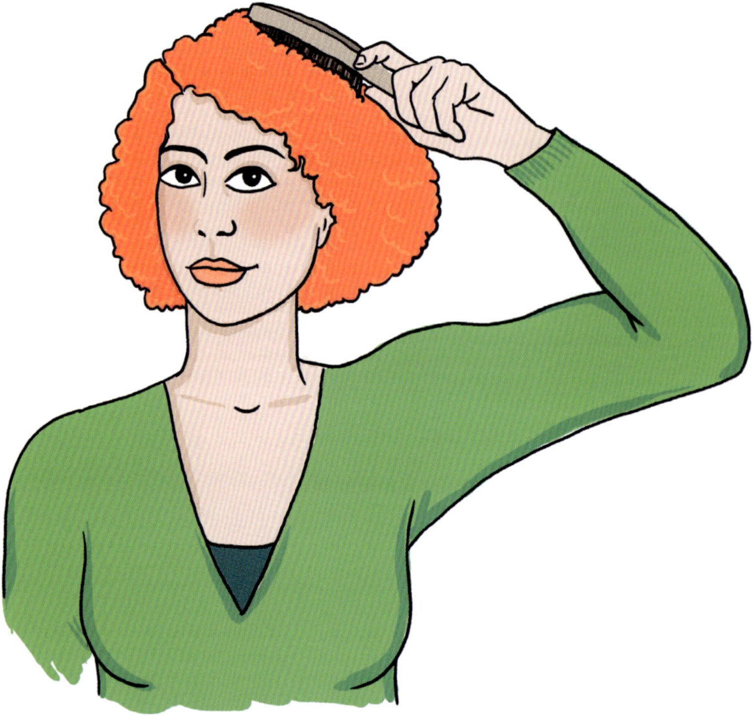

Die Haare bürsten

Diese Übung kannst du mit den Fingerspitzen oder einer Haarbürste durchführen. Bürste vom Haaransatz oberhalb der Stirn über das Schädeldach bis zum Nacken, von der Mittellinie mit jedem Finger- oder Bürstenstrich ein Stück weiter nach außen streichend bis zu den Ohren.

• **Wirkung**

Unterstützt den Energiefluss vom Kopf abwärts zum Körper, regt die Blutzirkulation im Kopf an, fördert die Fähigkeit sich zu konzentrieren, verringert eine Neigung zu Spannungskopfschmerzen und fördert einen gesunden Haarwuchs.

Von der Stirn über das Schädeldach zum Nacken und Rumpf verlaufen Blasen- und Gallenblasenmeridian und verbinden Kopf und Körper energetisch miteinander. Der Gallenblasenmeridian regiert über die Seiten des Körpers und balanciert sie aus *(einseitige Migräne wird meist durch eine Gallenblasenimbalance verursacht)*. Der freie Energiefluss im Blasenmeridian ermöglicht eine tiefe Entspannung.

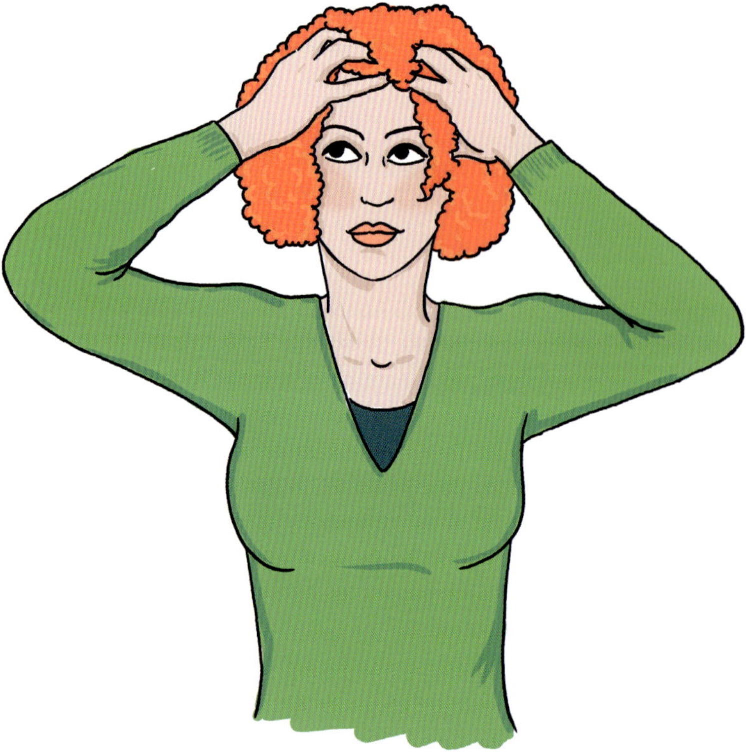

Die Kopfhaut »shamponieren«

Massiere langsam und gleichmäßig deinen Kopf, so als wolltest du die Haare waschen. Verschiebe dabei die Kopfhaut über den Schädel. Finde immer wieder neue Stellen, die du mit kleinen, kreisenden Bewegungen massierst, auch hinter den Ohren.

- **Wirkung**

Eine feine aber kräftige Muskelschicht umgibt unseren Schädel. Bei übermäßiger geistiger Arbeit, verbunden mit Anstrengung und Stress, oder bei heftigen Emotionen wie Angst ist die Muskulatur angespannt. Das geht meist einher mit einer Anspannung im Nacken- und Schulterbereich. Die Verspannungen der Kopfhaut bemerken wir meist gar nicht. Aber wir genießen die wohltuende, durchblutungsfördernde Kopfmassage beim Frisör, während er uns die Haare wäscht.

Hinter den Ohren liegen mehrere Akupressurpunkte auf den Meridianen der Gallenblase und des Dreifachen Erwärmers, die die Entspannung und die Innenschau fördern sowie die Wahrnehmung vertiefen.

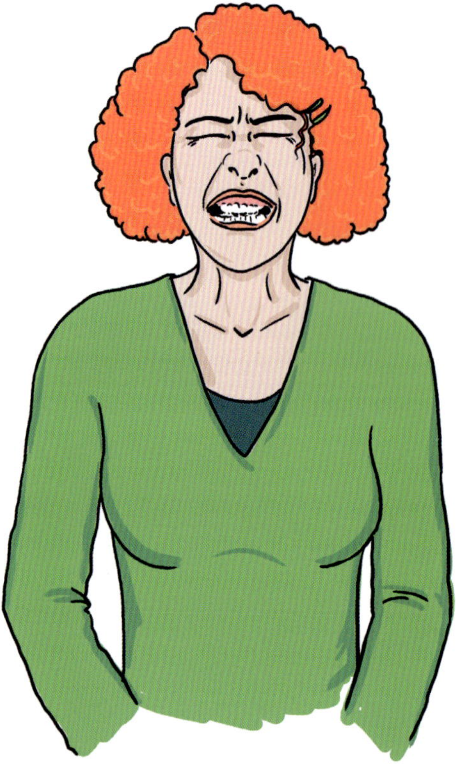

Grimassen schneiden

Schneide die verrücktesten Grimassen, als würdest du bei einem Casting für eine Monsterrolle vorspielen. Du kannst dabei auch einen Laut machen, fauchen oder knurren. Spanne die Gesichtsmuskeln so fest wie möglich an, dann lasse los, schließe die Augen und spüre die Entspannung.

• **Wirkung**

Wenn wir das Gesicht extrem anspannen, können wir es hinterher entspannen. Oft ist uns die Anspannung in unserem Gesicht gar nicht bewusst, denn anders als steife Muskeln im Rücken sind Verspannungen im Gesicht nicht schmerzhaft. Wir nehmen den Unterschied erst nach der Übung wahr. So fühlt es sich an, wenn wir alle Masken abgelegt haben.

Durchblutet und belebt die Gesichtshaut, aktiviert und lockert die Muskulatur, löst Verspannungen in den Kiefergelenken, die sich in nächtlichem Zähneknirschen zeigen können.

Löst emotionale Anspannung, baut Stress ab, befreit den Kopf von unnötigen Gedanken. Und: das Aktivieren der Muskulatur im Gesicht vermindert die Faltenbildung.

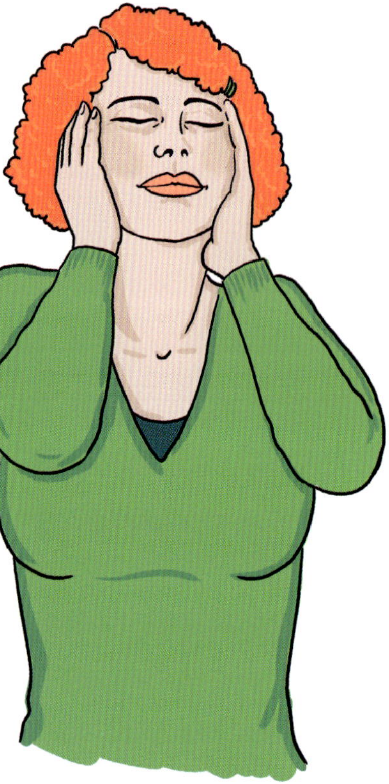

Das Gesicht waschen

Reibe die Hände aneinander, bis sie mit Energie aufgeladen sind, und streiche über dein Gesicht, als wolltest du es waschen. Reibe die Wangen, bis die Haut warm wird, und streiche die Kaumuskeln aus.

Dann erlaube dir ein herzhaftes Gähnen.

• Wirkung

Die Entspannung der Gesichtsmuskulatur ist ein wohliger Genuss. Diese Trockenwäsche macht wach, vertreibt Müdigkeit und fördert die Durchblutung. Regelmäßig angewendet, reinigt und verjüngt sie die Haut und vermindert die Entstehung von Falten, weil sich die Gesichtszüge glätten.

Die Kaumuskeln, die stärksten Muskeln des Körpers, spannen wir nicht nur beim Kauen an, sondern auch bei Stress, mit dem Gefühl, »die Zähne zusammenbeißen« oder »durchhalten« zu müssen. Nächtliches Zähneknirschen kann eine Folge dieser Anstrengung sein. Gähnen ist eine einfache Technik, um die Kaumuskeln zu lockern.

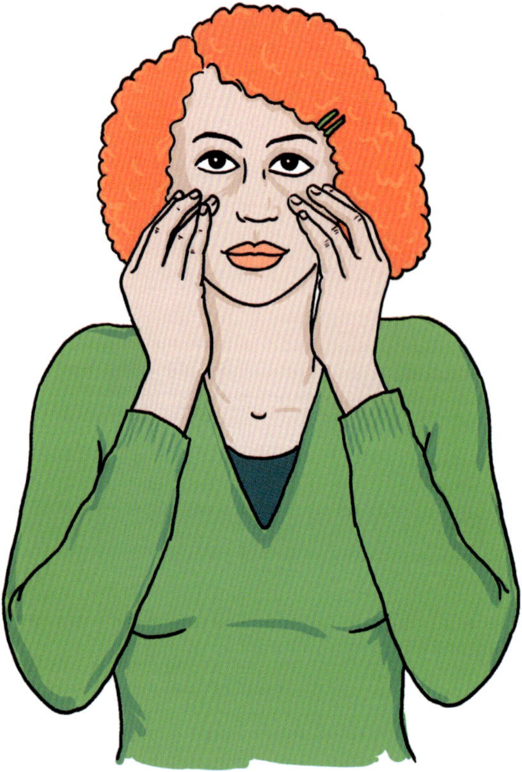

Das Gesicht massieren

Hierbei wird nicht so sehr die Haut, sondern die darunter liegende Muskulatur massiert. Arbeite das ganze Gesicht durch, spüre die Muskeln und entspanne sie durch sanftes Kreisen.

Lege die Fingerspitzen beider Hände so auf die Stirn, dass sie sich berühren. Ziehe sie dann mit etwas Druck nach außen zu den Schläfen. Reibe oberhalb der Nasenwurzel, kneife sie mit Daumen und Zeigefinger und massiere neben der Nase den Wangenknochen abwärts.

- **Wirkung**

Oft »frieren« unsere Gesichtsmuskeln ein, wenn wir uns in einer Situation befinden, in der wir glauben, »funktionieren«, »das Gesicht wahren« oder immerzu lächeln zu müssen. Mit der Gesichtsmassage können wir diese »Maske« ablegen. Ein entspanntes Gesicht strahlt innere Harmonie aus.

Die Massage durchblutet die Haut und die Muskulatur, versorgt sie mit Energie und hilft, Schlackenstoffe abzutransportieren.

Befreit Nase und Nebenhöhlen.

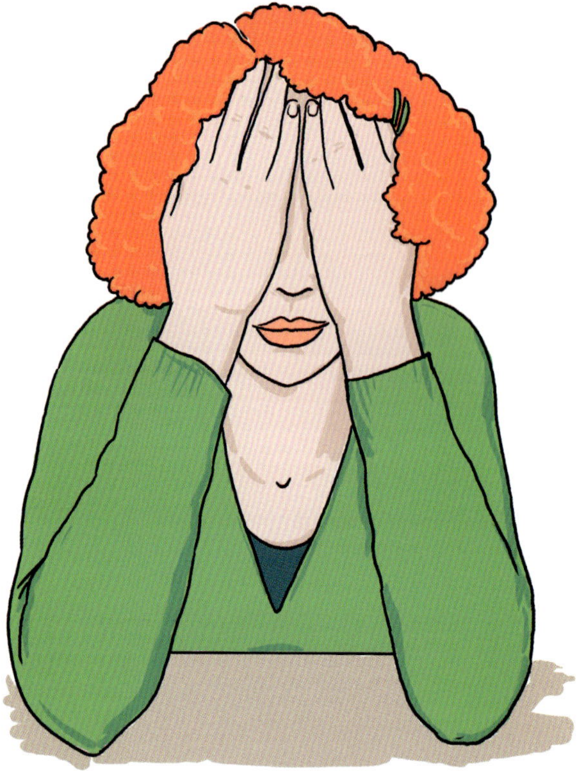

Massage um die Augen

Streiche mehrmals kräftig die Augenbrauen von innen nach außen aus und massiere sie dann von der Nasenwurzel bis zum äußeren Rand mit Daumen und Fingerspitzen. Verweile mit den Daumenspitzen in den Knochenvertiefungen unter den Augenbrauenbögen, besonders an empfindlichen Stellen. Drücke dabei nach oben, erst sanft und dann allmählich stärker werdend. Gehe jetzt unterhalb des Augapfels Punkt für Punkt den knöchernen Rand der Augenhöhle entlang.

Reibe die Hände aneinander bis sie voller Wärme sind und lege sie über die geschlossenen Augen, so dass die Handflächen die Augen vollständig abdecken. Verweile ein bis zwei Minuten in dieser Position, nimm die Hände weg und öffne langsam die Augen.

• **Wirkung**

Diese Übung wärmt die Augen und lädt sie mit Energie auf. All die kleinen Muskeln können sich ausruhen, die Gefäße werden erweitert, der Stoffwechsel wird angeregt und die geistige Konzentration erhöht.

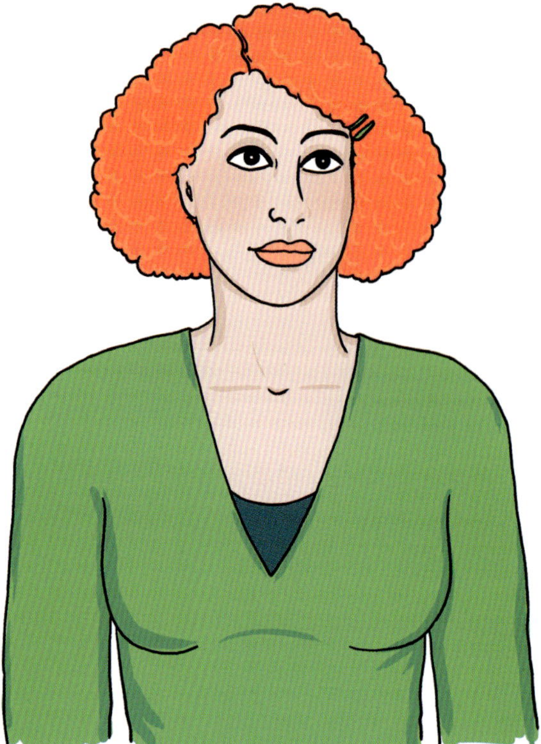

In die Ferne schauen

Wenn du lange Zeit am Computerbildschirm arbeitest, lasse deinen Blick öfter ganz bewusst in die Ferne schweifen. Schaue dafür aus dem Fenster oder gehe nach draußen. Hole dann den Blick wieder zurück und fixiere etwas ganz in deiner Nähe.

Wiederhole das einige Male.

• **Wirkung**

In unserem modernen Leben sind unsere Augen nicht nur durch zuviel künstliche Beleuchtung und schlechte, trockene Luft überanstrengt, sondern vor allem durch die Arbeit am Computer oder an anderen Displays überfordert. Die Augen werden heutzutage viel mehr als die anderen Sinne beansprucht und müssen oft »Überstunden machen«, wenn sie endlos auf einen Bildschirm schauen. Wir stellen sie zu lange scharf auf kleine Details ein und verbringen auch eine Menge Zeit in geschlossenen Räumen, die das Blickfeld einengen. Es ist anstrengend für die Augen, immer nur nahe liegende Dinge zu erfassen. Wenn die Augen in die Weite schauen können, entspannen sie sich.

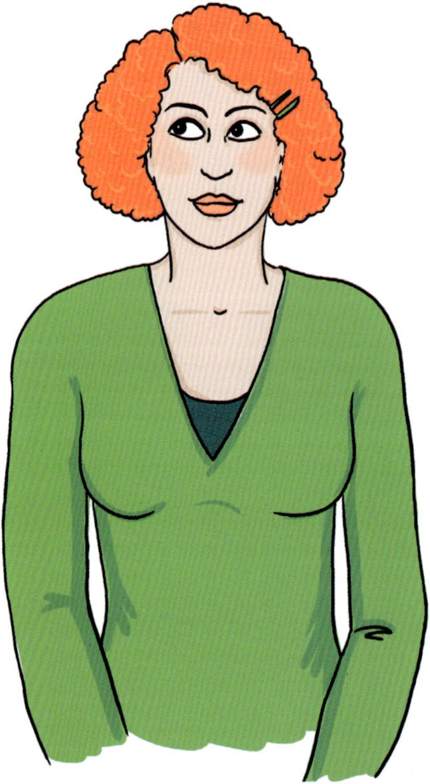

Das Augenkreisen

Ohne den Kopf zu bewegen schaue so weit wie möglich nach oben, nach unten, nach links und nach rechts. Dann beschreibe mit den Augen langsam einen weiten Kreis, so als würdest du mit dem Blick dem Zeiger einer großen Uhr folgen. Die Stellen, die die Augen überspringen wollen, zeigen dir an, wo deine Augenmuskeln verspannt sind.

Nach mehreren Kreisen schaue für einen Moment geradeaus und schließe dann die Augen.

- **Wirkung**

Unsere Augen werden von verschiedenen Muskeln bewegt. Wenn wir über lange Zeit fokussiert in eine Richtung starren wie auf den Computerbildschirm, werden manche Muskeln einseitig überlastet, andere sind unterfordert und werden schlaff. Folgen einer Überlastung können trockene und gerötete Augen, Kopf- und Nackenschmerzen sein, und langfristig nimmt das Sehvermögen ab. Das Augenkreisen dient dazu, die Augenmuskeln sowohl zu trainieren als auch zu entspannen.

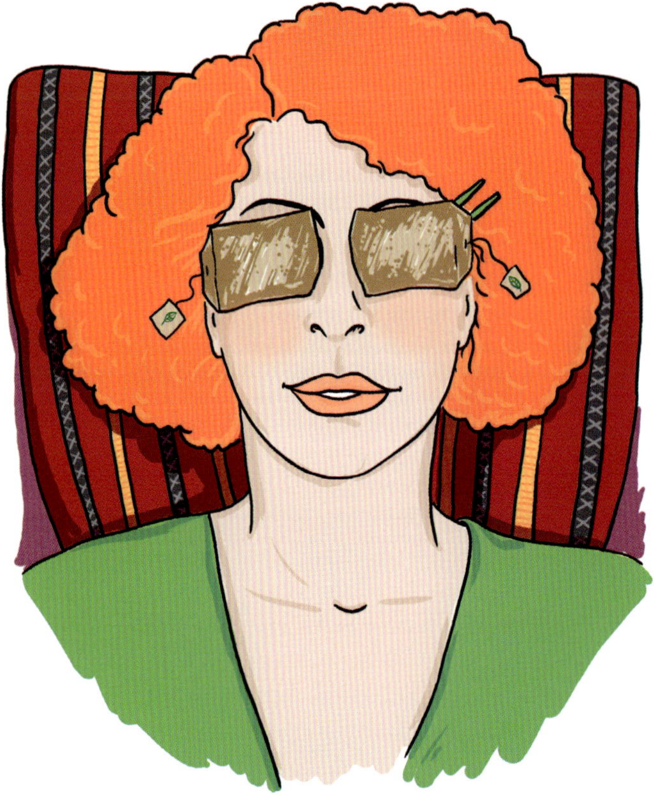

Die Augenkompresse

Übergieße zwei Beutel Kamillen- oder Schwarztee (verwende auf jeden Fall Bio-Tee) mit heißem Wasser, lasse sie eine Weile ziehen und soweit abkühlen, dass du sie mit den Fingern berühren kannst. Drücke sie leicht aus, lehne dich bequem zurück und lege die Teebeutel als Kompressen für mindestens fünf Minuten auf die geschlossenen Augenlider. Entferne vorher Kontaktlinsen und Make up.

- **Wirkung**

Bei einer starken Belastung der Augen ist eine Kompresse sehr hilfreich. Sie befeuchtet und erfrischt, hilft bei müden, trockenen, geröteten Augen und macht sie klar und strahlend.

Kamillentee entspannt und erfrischt die Augen, wenn du den ganzen Tag auf den Computerbildschirm geschaut hast oder in Räumen mit Zentralheizung oder Klimaanlage arbeitest. Die im schwarzen Tee enthaltenen Gerbstoffe wirken zusammenziehend und lindern so Schwellungen um die Augen herum.

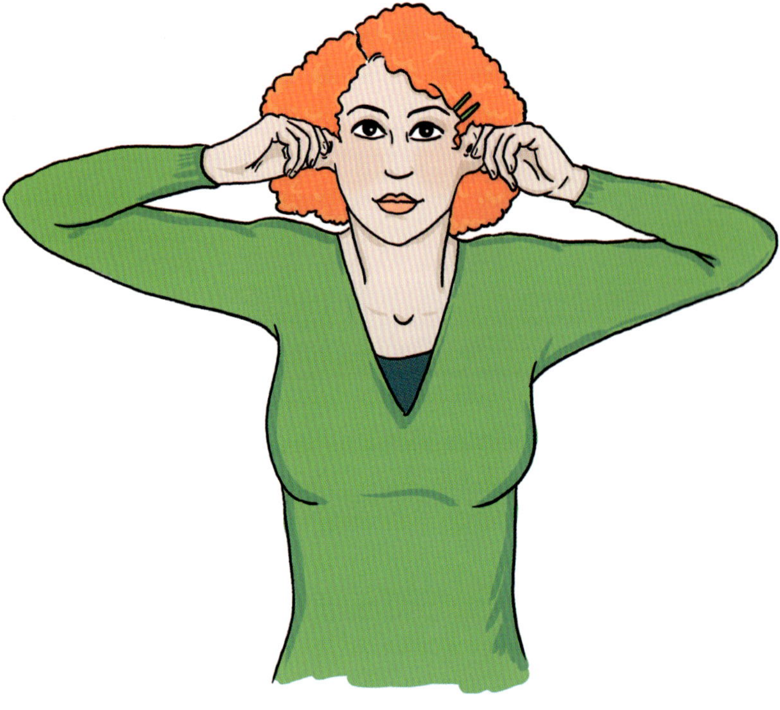

Die Ohrmassage

Reibe auf beiden Seiten mit den Zeigefingern hinter und mit den Mittelfingern vor den Ohren schnell auf und ab, so lange bis die Ohren und die Gebiete drumherum warm sind. Bedecke die Ohren mit den Handflächen und drücke sie sanft aber bestimmt zu und lasse wieder los, so dass ein Geräusch entsteht. Wiederhole das mehrmals.

Halte die Ohrmuschel mit Daumen und Fingerspitzen und ziehe sie sanft nach vorne und vom Kopf weg nach außen.

Falte die Ohren zusammen und klopfe auf den Rückseiten der Ohrmuscheln die »Himmlischen Trommeln«.

- **Wirkung**

Das Reiben um die Ohren herum aktiviert die Lebensenergie und den Kreislauf, wärmt die Ohren und den ganzen Körper. Das Zudrücken der Ohren erzeugt Druck und Sog und stimuliert so das Innenohr. Das Ziehen an der Ohrmuschel löst Anspannung und Stress. Es fühlt sich an als würdest du das Gehirn lüften. Die »Himmlische Trommel« erzeugt kleine Vibrationen im Kopf, die die Hörfunktion aktivieren.

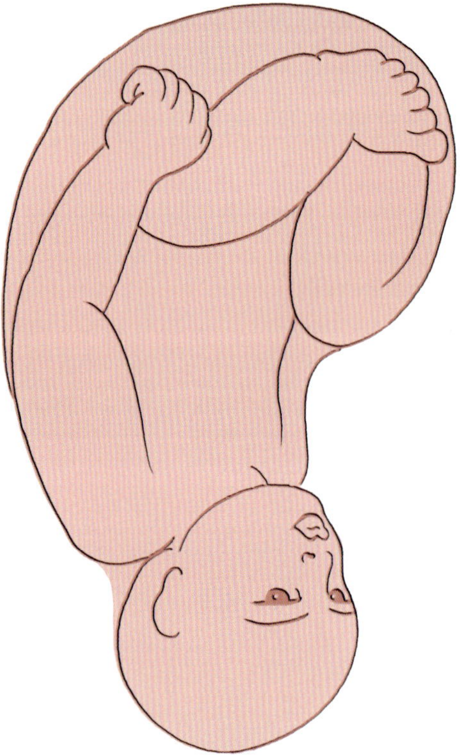

Das kleine »Ich« im Ohr

Lege die Spitzen deiner Mittel- oder Zeigefinger in die Ohren und kreise sie behutsam, um die Öffnung des Gehörgangs zu massieren. Ziehe sanft an den Ohrläppchen, knete und massiere dann mit Daumen und Zeigefingern die ganze Ohrmuschel kräftig durch. Die Finger bewegen sich kreisend und reibend gegeneinander.

Anschließend kannst du die Ohrmuschel an verschiedenen Stellen sanft schütteln und dann ausstreichen.

- **Wirkung**

Die Ohrmassage hat nicht nur einen positiven Einfluss auf die Hörfunktion des Ohres. Sie erfrischt, vitalisiert und regt den ganzen Körper über die Reflexzonen an. Jedes Organ und jeder Körperteil hat über einen Reflexpunkt eine Entsprechung im Ohr.

Die Ohrläppchen – die Reflexzone des Kopfes – massieren, weckt die Aufmerksamkeit und fördert die Konzentration. Bei besonderer geistiger oder seelischer Belastung kann die Ohrakupressur täglich durchgeführt werden.

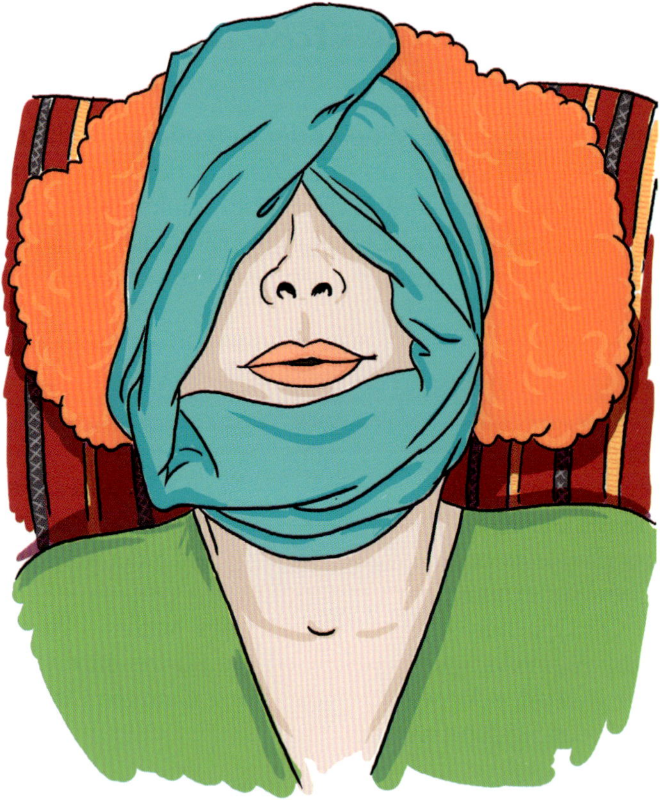

Die Gesichtskompresse

Fülle eine Schüssel mit heißem (nicht kochendem!) Wasser, so dass du deine Hände eintauchen kannst. Mische zwei Tropfen reines ätherisches Öl wie Neroli-, Rosen-, Geranien- oder Jasminöl und einen Teelöffel flüssigen Honig dazu, tauche ein kleines Handtuch ein, wringe es aus und lege es so über dein Gesicht, dass die Nase frei bleibt. Lehne dich nun auf deinem Stuhl zurück oder lege dich entspannt hin. Wenn die Kompresse auf Körpertemperatur abgekühlt ist, kannst du sie abnehmen.

- **Wirkung**

Eine heiße Gesichtskompresse wirkt sehr entspannend und entkrampfend. Die Wärme öffnet die Hautporen, so dass die ätherischen Öle tief eindringen und ihre Wirkung entfalten können. Neroli beruhigt und baut auf bei seelischer Erschöpfung, gibt Gelassenheit und Freude; Jasmin löst Anspannung, gibt Selbstvertrauen und Zuversicht; Rose harmonisiert und lindert Wunden des Herzens; Geranie, die preiswerte Alternative, wirkt beruhigend und ausgleichend.

Nicht bei geplatzten Äderchen verwenden!

Nirgun W. Loh und Sakina K. Sievers

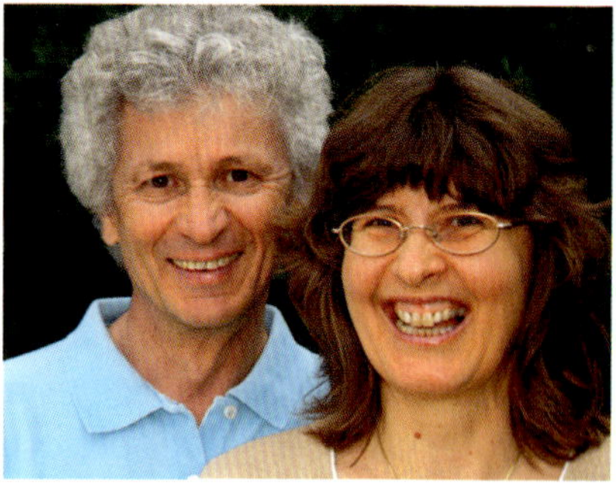

Die Bücher und Schaubilder der Autoren zu den taoistischen Fünf Elementen, zu Shiatsu, Akupressur und Do-In werden als Standardwerke in vielen körpertherapeutischen Fachausbildungen empfohlen. Leicht verständlich und anschaulich geschrieben, erfreuen sich ihre Bücher darüber hinaus immer größerer Beliebtheit bei interessierten Laien.

Gemeinsam leiten Sakina und Nirgun das ShenDo Institut und unterrichten Shiatsu und Akupressur. In ihrem wunderschönen Seminarhaus in Stellshagen nahe der Ostsee bieten sie Kurse für Gesundheit und Lebensfreude sowie Meditationsretreats an.

Nirgun arbeitet seit vielen Jahren als Heilpraktiker im TAO Gesundheitszentrum im Gutshaus Stellshagen mit Schwerpunkt Shiatsu und Chinesische Medizin.

ShenDo Shiatsu Ausbildungen bundesweit

im Norden und Osten	www.shendo-shiatsu-institut.de
im Westen	www.shendo-shiatsu-west.de
im Süden	www.shendo-shiatsu-schule.de

Seminare für Gesundheit, Lebensfreude und Meditation

www.shendo-verlag-institut.de

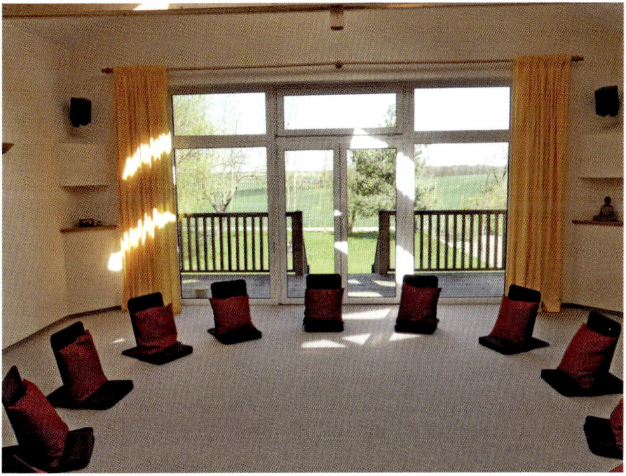

ShenDo Verlag

www.shendo-verlag-institut.de

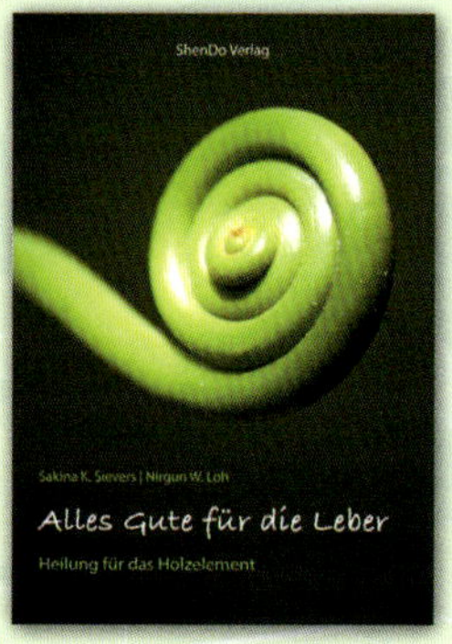

Sakina K. Sievers | Nirgun W. Loh

Alles Gute für die Leber
Heilung für das Holzelement

72 Seiten, Softcover
14,8 x 21 cm, vierfarbig
viele Fotos und Abbildungen

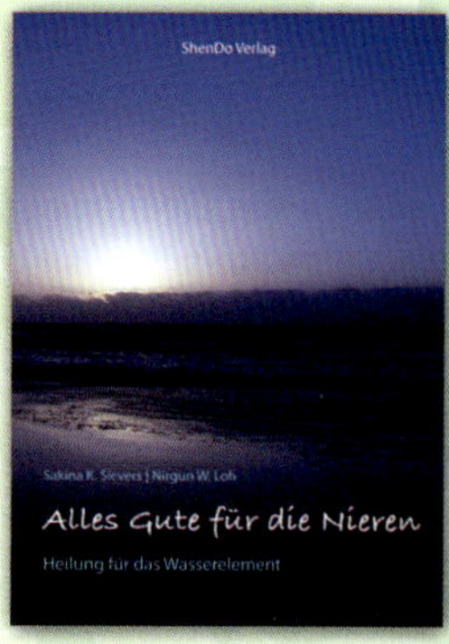

Sakina K. Sievers | Nirgun W. Loh

Alles Gute für die Nieren
Heilung für das Wasserelement

76 Seiten, Softcover
14,8 x 21 cm, vierfarbig
viele Fotos und Abbildungen

ShenDo Verlag

www.shendo-verlag-institut.de

ShenDo Verlag

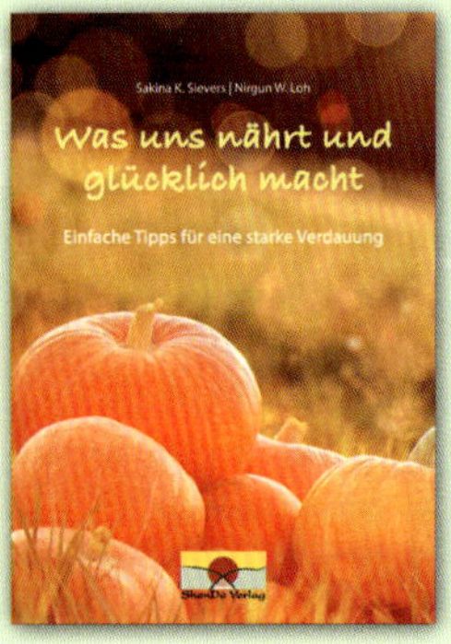

Sakina K. Sievers | Nirgun W. Loh

Was uns nährt und glücklich macht

Einfache Tipps für eine starke Verdauung

60 Seiten, broschiert
14,8 x 21 cm, vierfarbig
viele Fotos, 2 Schaubilder

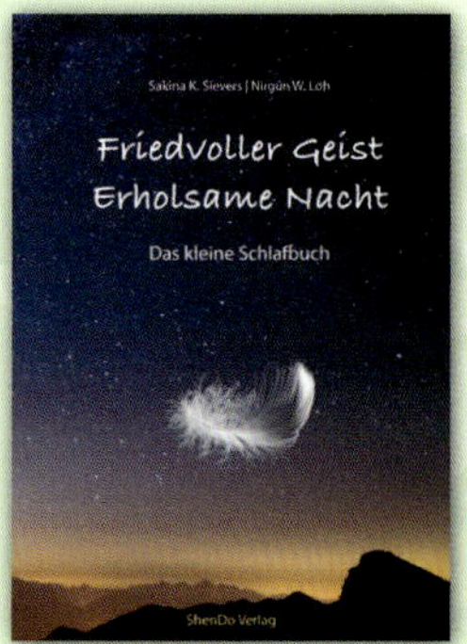

Sakina K. Sievers | Nirgun W. Loh

Friedvoller Geist – Erholsame Nacht

Das kleine Schlafbuch

52 Seiten, broschiert
14,8 x 21 cm, vierfarbig
viele Fotos und Abbildungen

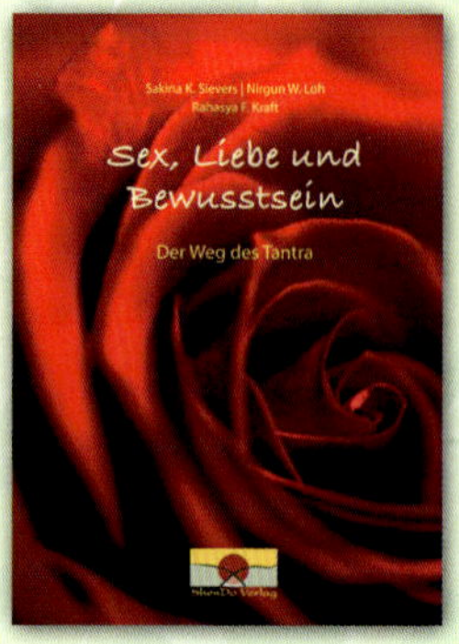

Sakina K. Sievers | Nirgun W. Loh
Rahasya F. Kraft

Sex, Liebe und Bewusstsein

Der Weg des Tantra

60 Seiten, broschiert
14,8 x 21 cm, vierfarbig
viele Fotos, 1 Illustration

ShenDo Verlag